BEI GRIN MACHT SICH IHR WISSEN BEZAHLT

- Wir veröffentlichen Ihre Hausarbeit, Bachelor- und Masterarbeit

- Ihr eigenes eBook und Buch - weltweit in allen wichtigen Shops

- Verdienen Sie an jedem Verkauf

Jetzt bei www.GRIN.com hochladen und kostenlos publizieren

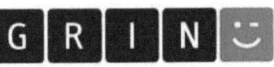

Verändertes Ess- und Trinkverhalten bei Demenz. Ursachen, Auswirkungen und Lösungsansätze

Ines Ochmann

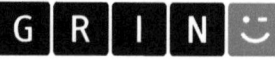

Bibliografische Information der Deutschen Nationalbibliothek:

Die Deutsche Nationalbibliothek verzeichnet diese Publikation in der Deutschen Nationalbibliografie; detaillierte bibliografische Daten sind im Internet über http://dnb.d-nb.de abrufbar.

ISBN: 9783389045749
Dieses Buch ist auch als E-Book erhältlich.

© GRIN Publishing GmbH
Trappentreustraße 1
80339 München

Druck und Bindung: Books on Demand GmbH, Norderstedt Germany
Gedruckt auf säurefreiem Papier aus verantwortungsvollen Quellen

Das vorliegende Werk wurde sorgfältig erarbeitet. Dennoch übernehmen Autoren und Verlag für die Richtigkeit von Angaben, Hinweisen, Links und Ratschlägen sowie eventuelle Druckfehler keine Haftung.

Das Buch bei GRIN: https://www.grin.com/document/1489645

Bachelor of Science

Ernährungswissenschaften

Ernährung in ausgewählten Lebensphasen

Aufgabenstellung 3

Hausarbeit

Demenz

vorgelegt am: 20.03.2024

vorgelegt von: Ines Ochmann

Inhaltsverzeichnis

I.   Abbildungsverzeichnis

II.   Tabellenverzeichnis

III. Abkürzungsverzeichnis

AD — Alzheimer Demenz

En% — Energie-Prozent, bzw. % der Energie

d — Tag

DAG — Deutsche Alzheimer Gesellschaft

DGE — Deutsche Gesellschaft für Ernährung

f. — folgend

ff. — fortfolgend

FS — Fettsäuren

g — Gramm

Kap. — Kapitel

kcal — Kilokalorien

KG — Körpergewicht

o. g. — oben genannt

MmD — Menschen mit Demenz

MMS — Mini-Mental-State-Assessment

s. — siehe

S. — Seite

z. B. — zum Beispiel

1 Einleitung

Die vorliegende Arbeit widmet sich dem hochrelevanten Thema des Ess- und Trinkverhaltens bei Demenz. Gegenwärtig sind weltweit über 55 Millionen Menschen an Demenz erkrankt (WHO.int 2023), 1,7 Millionen davon allein in Deutschland (Statista.de, 2024a). Die Tendenz ist weiterhin steigend. Im Jahr 2050 könnte die Erkrankung bereits 2,4 Millionen Menschen betreffen, von denen der überwiegende Teil (ca. 67%) von Alzheimer Demenz betroffen sein wird (Statista.de 2024b; WHO.int 2023; Sieber 2015, S. 111). Gründe für den fortschreitenden Anstieg können mit der immer älter werdenden Gesellschaft und der Verlängerung der allgemeinen Lebensdauer zusammenhängen (Sieber 2015, S. 111; statista.de 2024b). Die Betreuung und Pflege der Betroffenen stellt eine enorme Herausforderung dar, sowohl für die Erkrankten selbst als auch für ihre Angehörigen und das Gesundheitssystem. Weiterhin hat Demenz Auswirkungen auf das Essverhalten und kann erhebliche Konsequenzen für die Ernährung und Gesundheit der Betroffenen haben. Deshalb ist eine gezielte und angepasste Betreuung von großer Bedeutung.

Im Mittelpunkt dieser Arbeit werden verschiedene offene Fragen beantwortet. Einerseits werden die Ursachen für Veränderungen im Ess- und Trinkverhalten bei Demenz dargestellt, andererseits deren Auswirkungen auf die Gesundheit und Lebensqualität der Betroffene. Zusätzlich geben mögliche Lösungsansätze für eine Verbesserung der Ernährungssituation eine wertvolle Unterstützung.

Das Ziel dieser Untersuchung ist es, einen umfassenden Überblick über die Veränderungen im Ess- und Trinkverhalten bei Demenz zu geben, potenzielle Ursachen zu identifizieren und darauf aufbauend Strategien zu entwickeln, die eine bedarfsgerechte Ernährung und eine verbesserte Lebensqualität für Demenzkranke ermöglichen.

Es ist wichtig zu betonen, dass sich diese Arbeit auf die Erläuterung von Veränderungen des Ess- und Trinkverhaltens bei Demenz konzentriert. Weiterhin werden mögliche Strategien im Umgang mit diesen Entwicklungen konzipiert. Weitere Aspekte, wie beispielsweise die neurologische Ursachen dieser Krankheit oder deren pharmakologischen Behandlungsansätze, werden in dieser Arbeit nicht thematisiert.

Der Aufbau der Arbeit gliedert sich wie folgt: Zunächst erfolgt eine Definition des Begriffs "Demenz" in Kapitel 2 inclusive eine Einteilung in ihre verschiedenen Stadien, um ein grundlegendes Verständnis für die Krankheit zu schaffen. In Kapitel 3 werden anschließend die Veränderungen des Ess- und Trinkverhaltens bei Demenz detailliert untersucht. Dies betrifft verschiedene Aspekte wie veränderte Wahrnehmungen der Mahlzeiten, motorische Defizite und zusätzliche Herausforderungen. Im weiteren Verlauf (Kap.4) werden die Auswirkungen dieser Veränderungen auf die Ernährungssituation und die Gesundheit der Betroffenen aufgezeigt, bevor abschließend in Kap. 5 Strategien zur optimalen Mahlzeitengestaltung diskutiert werden.

2 Krankheitsbild Demenz

Dieses Kapitel bietet einen ersten grundlegenden Überblick über das Krankheitsbild einer Demenz.

2.1 Definition

Der Ausdruck "Demenz" beschreibt ein komplexes Krankheitsbild, das durch eine langwierige und fortschreitende Erkrankung des Gehirns verursacht wird. (Sieber 2015, S. 111).

Bevor im 18. und zu Beginn des 19. Jahrhunderts der Begriff "Demenz" in einer breiten Vielfalt von Bedeutungen verwendet wurde, gab es schon in den allerersten erkenntnisorientieren Überlegungen Ausdrücke wie „amnesia" bzw. „stupiditas. Diese Begriffe dienten lange als Oberbegriff für verschiedene Arten geistiger Störungen, bis sich im Übergang vom 19. zum 20. Jahrhundert durch das zielgerichtete Studieren des Zentralen Nervensystems erste Differenzierungen herauskristallisierten (D'Arrigo 2011, S. 19; Sonntag & von Reibnitz, 2014, S. 5).

Abgeleitet von „dementia" (lateinisch), was ins Deutsche als „Abwesenheit des Geistes" oder „Abwesenheit des Verstandes" übersetzt werden kann, wird der Zustand des im Gehirn bezeichnet, wodurch wesentliche Funktionen wie das Denken, die Erinnerung, das Orientierungsvermögen sowie die Emotionen und das Sozialverhalten aufgrund kommunikativer Limitierungen zunehmend gestört werden (Martin 2021, S. 19; Sieber 2015, S.111; Sonntag & von Reibnitz, 2014, S. 5). Somit bringt der zunehmende kognitive Abbau die betroffenen Menschen im Laufe der Zeit um ihre Selbständigkeit (Höfler & Sprengart 2018, S. 203).

Dieses Syndrom wird oft als eine eigenständige Krankheit wahrgenommen, obwohl sie sich in mehrere pathologische Formen untergliedert (Lee 2021, S. 19). Neben der vaskuläre Demenz, der Lewy-Körperchen-Demenz und der frontotemporale Demenz ist die Alzheimer-Demenz (AD) mit ca. 67% die am häufigsten auftretende Erscheinungsform (Martin 2021, S. 19; WHO.int 2023).

Zusätzlich wird die Demenz in unterschiedliche Stadien eingeteilt, die je nach Schweregrad der Erkrankung vorliegen können. Beginnend mit leichten kognitiven Beeinträchtigungen, führt die Demenz nach und nach in die leichte und moderate Demenz, bis sie im Stadium der schweren Demenz ihr Endstadium erreicht (Martin 2021, S. 27). Mit progressivem Krankheitsverlauf nimmt die Selbständigkeit in Bezug auf Alltagsaktivitäten ab, der bis zu einem Zustand völliger Unselbständigkeit der betroffener Personen führen kann. In Deutschland werden etwa zwei Drittel der Demenzbetroffenen zu Hause von ihren Angehörigen gepflegt. Dabei verstärken sich im Laufe der Zeit nicht nur die Belastungen für die erkrankte Person, sondern gleichzeitig auch die Betreuungspersonen, was zu einem zunehmenden Verlust des Wohlbefindens auf beiden Seiten führt (Martin 2021, S. 19 – 25; Sieber 2015, S. 111; Schuster 2018, S. 151).

Im Hinblick auf die fortschreitende Entwicklung einer Demenzerkrankung und der damit einhergehenden Veränderungen, ist es wichtig, sich mit den verschiedenen Stadien der Demenz zu beschäftigen.

2.2 Symptome und Verlauf der Demenzstadien

Die verschiedenen Stufen einer AD werden in drei Phasen untergliedert: die milde, moderate und schwere Demenz (Höfler & Sprengart 2018, S.203), deren Übergänge ineinander verlaufen. Die Betroffenen weisen oft während eines Tages oder sogar stündlich stark schwankende Gemütszustände auf. Somit wäre eine spezifische Einordnung in bestimmte Stadium, wie z. B. mit einem Mini-Mental-State (siehe Anhang II, S.15) eher von klinischer Natur. Der Nachteil dieser Kategorisierung läge in der Vernachlässigung der noch vorhandenen Kompetenzen bei den Betroffenen. Eine bessere Herangehensweise wäre die tägliche spezifische Einschätzung ihres Zustandes. So kann die Erhaltung der Selbständigkeit täglich und individuell gefördert werden (Martin 2021, S. 27).

Das milde Stadium der AD ist durch ein nachlassendes Kurzzeitgedächtnis, Wortfindungsstörungen und ersten Problemen in der Orientierung gekennzeichnet. Zusätzlich stellen sich Stimmungsschwankungen und Reizbarkeit ein. Betroffene ziehen sich eher zurück (Sieber, Kolb & Volkert 2018, S. 2). Durch zielgerichtete Unterstützung meistern sie ihren Alltag jedoch eigenständig (Höfler & Sprengart 2018, S.203).

Dem gegenüber ist das mittelschwere Stadium der AD bereits durch deutlichere Ausfälle gekennzeichnet: Alltagsaufgaben fallen zunehmend schwerer. Sowohl das Sprach- als auch Orientierungsvermögen sind zunehmend beeinträchtigt. Zudem tritt der Verlust des Langzeitgedächtnisses ein, sodass eine kontinuierliche Unterstützung und Geduld vor allem bei den grundlegenden Bedürfnissen erforderlich sind. Dazu zählen beispielsweise die tägliche Hygiene, das Ankleiden sowie die Nahrungszubereitung und das Essen selbst. Vor allem aber die Wesensänderungen bei den Betroffenen werden in dieser Phase von den pflegenden Angehörigen als sehr beschwerlich empfunden, denn sie sind Auslöser für Ohnmacht oder ungewollter Aversionen gegenüber den Betroffenen (Sieber, Kolb & Volkert 2018, S. 2; Höfler & Sprengart 2018, S.203 f., Martin, S. 27).

Das letzte Stadium der AD ist durch den zunehmenden Verfall der Erkrankten charakterisiert. Die Verhaltensstörungen nehmen ab während sich die Bewegungskoordination bis hin zur Bettlägerigkeit verstärkt. Die Erkrankten sind nun auf eine vollständige Pflege angewiesen. Auch die Fähigkeit zu Sprechen geht verloren, so dass nur noch das Mittel der nonverbalen Kommunikation verbleibt. Streicheln der Hand, der Geschmack bevorzugter Speisen oder

Musik lösen angenehme Empfindungen bei den Betroffene aus und können ihr Unbehagen lindern (Sieber, Kolb & Volkert 2018, S. 2; Höfler & Sprengart 2018, S.204, Martin, S. 27).

3 Veränderungen des Ess- und Trinkverhaltens bei Demenz

Im Verlauf von Demenzerkrankung können verschiedene Aspekte die Nahrungsaufnahme und das Essverhalten beeinflussen. Dies umfasst nicht nur Veränderungen in den sensorischen Wahrnehmungen, sondern auch den Verlust von motorischen Fähigkeiten und Alltagskompetenzen. In den nachfolgenden Abschnitten werden die vielfältigen Auswirkungen auf die Ernährung und mögliche Ursachen für Veränderungen im Essverhalten bei Menschen mit Demenz (MmD) näher betrachtet.

3.1 Veränderungen bei der Wahrnehmung von Mahlzeiten

Bei MmD spielen die Sinneswahrnehmungen eine besondere Rolle, da diese oft von verändert oder eingeschränkt sind bzw. ganz und gar fehlen. Die Temperatur-, visuelle, auditive und haptische Wahrnehmung, sowie der Geschmacks- und Geruchssinn können erheblich beeinträchtigt sein. Nachfolgend werden diese Auswirkungen näher beschrieben.

3.1.1 Gustatorische und olfaktorische Wahrnehmung

Schon ab dem Anfangsstadium einer Demenzerkrankung kann der Geruchssinn gestört sein oder sogar vollständig verloren gehen, sodass bekannte Lebensmittel fremd in Geruch und Geschmack erscheinen. Der Verlust wird als Hypo- oder Anosmie bezeichnet, wobei Riechstörungen scheinbar häufiger auftreten als Störungen des Geschmackssinnes. Der Geruch beeinflusst jedoch, wie wir Lebensmittel wahrnehmen und trägt zur Attraktivität der Speisen und der Geschmacksempfindung bei. Das verzerrte Geschmacksempfinden ist als Parageusie bekannt. Nicht vertraute Gustationen führen häufig zur Ablehnung bisher beliebter Nahrungsmittel (Schuster 2018, S. 149).

Insgesamt führen diese Veränderungen der Geschmackswahrnehmung dazu, dass sich eine besondere Neigung zu süßen Speisen entwickelt. Hierbei besteht die Gefahr einer einseitigen Ernährung. Fehlen jedoch wichtige essenzielle Nahrungsmittelinhaltsstoffe droht eine Mangelversorgung (Martin 2021, S. 118; Schuster 2018, S. 149). Daher ist es wichtig, nicht nur abwechslungsreiche, sondern auch herzhafte und besonders nahrhafte Mahlzeiten anzubieten und diese gegebenenfalls intensiver zu würzen (Martin 2021, S. 118; Schuster 2018, S. 149).

3.1.2 Sensorische Wahrnehmung

Jegliche mit der Nahrungszufuhr in Zusammenhang stehende Sinneswahrnehmungen werden deutlich schwächer oder verändert wahrgenommen. Das schließt das Aussehen, den Klang, das Aroma, das Geschmackserlebnis, die Nahrungsmitteltemperatur sowie dessen Textur mit ein und führt zu einer Abnahme der sogenannten Gaumenfreude und der Zufriedenheit insgesamt, was ein nachlassendes Empfinden von Hunger und Appetitlosigkeit verstärkt (Schuster 2018, S. 149).

Nahrungsmittel, die man in die Hand nehmen kann, wecken das Interesse an der Mahlzeit. Speziell für Personen mit Demenz, deren visuelle, olfaktorische und gustatorische Sinne beeinträchtigt oder verändert sind, bietet Fingerfood eine hervorragende Option. Aber auch die knusprige Textur von Cornflakes, Krispies oder Crackern hat das Potenzial, Aufmerksamkeit zu erzeugen und somit den Appetit zu fördern (Martin 2021, S. 143 f.).

3.2 Zusätzliche Herausforderungen

Abgesehen von den veränderten Wahrnehmungen der Mahlzeiten ergeben sich weitere herausfordernde Aspekte im Zusammenhang mit motorischen Defiziten, Dysphagie oder der korrekten Identifikation von Lebensmitteln.

3.2.1 Identifikationsprobleme, Ängste und Phobien beim Essen

Nahrungsverweigerung auf Grund spezifischer Ängste treten bei dementen Personen häufig auf (Schuster 2018, S. 150). Es kommt nicht selten vor, dass konventionelle Nahrungsmittel aufgrund fehlender Urteilskraft nicht mehr als solche identifiziert werden könne (Agnosie) oder als giftig angesehen werden. Demenzkranke schließen sie in diesem Fall für den Verzehr aus oder reagieren mit Nahrungsverweigerung. Andererseits können nicht für den Verzehr geeignete Dinge wie z. B. Reinigungsmittel als Nahrung definiert und verzehrt werden. Die potenzielle Gefahr für die Gesundheit ist hier besonders hoch (DGE.de 2024a, S. 8; Schuster 2018, S. 150).

Zusätzlich kann sich mit dem Fortschreiten der Krankheit eine Dysphagie entwickeln, die das sichere Herunterschlucken der Nahrung verhindert. Die Angst sich zu verschlucken, führt in diesem Fall dazu, dass Menschen mit Demenz das Essen ablehnen (Martin 2021, S. 47).

3.2.2 Defizite der Motorik

Im fortgeschrittenen Stadium der Demenzerkrankung führt der zunehmende Verlust der Motorik und Mangel an Alltagskompetenzen zu signifikant auffälligerem Verhalten. Die Beschwerlichkeiten beim Ausüben von Tätigkeiten verschärfen sich zunehmend. Der langsame Verlust von Kompetenzen beim Besorgen der Nahrungsmittel, aber auch bei der Mahlzeitenvorbereitung und -zubereitung mündet letztendlich in Problemen bei der Nahrungsaufnahme selbst (Schuster 2018, S. 150).

Neben dem Verlust des Wissens über die einzelnen Prozesse geht zusätzlich die rein praktische Benutzung von Kochutensilien, Geschirr und Besteck aufgrund von Apraxie verloren (Schuster 2018, S. 150). Apraxie stellt eine Beeinträchtigung motorisch-kognitiver Fähigkeiten dar. Sie äußert sich in Herausforderungen bei der Planung und dem Umgang mit Werkzeugen oder Gegenständen aber auch in der zwischenmenschlichen Kommunikation oder Interaktionen (Randerath & Hermsdörfer 2023, S. 29). Hierdurch können Gefühle von Scham oder Minderwertigkeit ausgelöst und eine ablehnende Haltung verstärken werden (Schuster 2018, S. 150).

3.2.3 Kauphasen und Sättigung

Eine weitere Ursache des veränderten Essverhaltens kann durch reduzierte Esslust aufgrund von Veränderungen des Speichels hervorgerufen werden, dessen reduzierte Menge und veränderte Konsistenz längeres Kauen erfordert. Die Dauer des Kauens beeinflusst die Sättigung, was selbst bei kleinen Portionen das Sättigungsgefühl frühzeitiger einsetzen lässt. Zusätzlich passen sich die Insulinrezeptoren an, was zu einem langsameren Abfall des Blutzuckerspiegels führt. Hierdurch verlängert sich die Zeit bis zum erneuten Einsetzen des Hungergefühls (Schuster 2018, S. 150). Die Bereitstellung von Mahlzeiten in Form von Fingerfood oder in einer weichen bzw. pürierten Konsistenz kann hier eine bedarfsgerechte Ernährungsanpassung darstellen (Martin 2021, S. 118) und stellt ein weiteres wichtiges Element innerhalt der Versorgung von MmD dar.

3.2.4 Vermehrter Bewegungsdrang

Der Drang nach Bewegung ist ein häufig auftretendes Symptom bei MmD. Die Gefahr von Stürzen aufgrund einer verschlechterten Motorik (Kap. 3.2.2) oder Risiken anderer Art sind groß. Laufen MmD aus dem Haus, können sie sich aufgrund ungenügend warmer Kleidung erkälten. Oder sie achten nicht auf den Verkehr und es kommt zu Unfällen (Schuster 2024, o. S.).

Aber auch das „Umherwandern" im Haus ist keine Seltenheit. MmD stehen vom Essenstisch auf und Wandern von Unruhe getrieben umher (Volkert 2015, S. 121). Es kann durchaus vorkommen, dass sich der Energieverbrauch bei ihnen auf 3.000 – 4.000 kcal erhöht (DGE.de 2024a, S. 10).

Die Überwachung einer ausreichende Versorgung mit Nahrungsenergie ist hier besonders wichtig.

4 Energieversorgung

Um eine ausreichende Energieversorgung zu sichern, sollte der sowohl Grundumsatz als auch der individuelle Leistungsumsatz beachtet werden. Tendenziell sind Grund- und Leistungsumsatz bei älteren Menschen verringert. Dies ist teilweise auf die veränderte Körperzusammensetzung zurückzuführen, aber auch auf die im Laufe des Lebens abnehmende körperliche Aktivität. Muskelmasse und Muskelkraft sind reduziert. Insgesamt wird der Energiebedarf älterer Menschen im Alter von 65 Jahren mit durchschnittlich 24 – 36 kcal /kg KG / d beziffert.

Dabei sollten mind. 0,8g / kg KG / d durch Proteine wie z. B. Fleisch, Milchprodukte oder Hülsenfrüchte abgedeckt sein. Aufgrund der nachlassenden Qualität der Proteinverwertung im Alter wird jedoch eine höhere Menge von 1,0 – 1,5 g / kg KG / d empfohlen. Ein ausreichender Anteil an Hülsenfrüchten deckt gleichzeitig den Tagesbedarf an Ballaststoffen von 30g. (Volkert 2015, S.15 ff.).

Neben einer adäquaten Zufuhr von Proteinen ist ebenso die Flüssigkeitsversorgung zu beachten. Als Richtmaß für ältere Erwachsene sollten 30 ml / kg KG / d angestrebt werden (ebenda, S. 23). Zusätzlich sind Mikronährstoffe wie Spurenelemente, Mineralstoffe und Vitamine essenziell für die Gesunderhaltung des Menschen und sollten sich an den Empfehlungen der DGE orientieren (DGE.de 2024b). Omega-3-Fettsäuren eine zusätzliche positive Wirkung und es sollte zusätzlich auf eine ausreichende Versorgung an Vitamin A, B_{12}, C und E gedacht werden. Aber auch die Auswirkungen eines Vitamin D-Mangels auf den progressiven Krankheitsverlauf wird diskutiert (von Arnim & Ludolph 2018, S. 945). Eine Übersicht der Referenzwerte der DGE.de für Menschen $\geqq$ 65 Jahre sind im Anhang verortet (DGE.de 2024b).

Schlussendlich ist es ist es bei der Betreuung von Menschen mit Demenz in erster Linie wichtig, besondere Aufmerksamkeit auf deren Ernährungsbedürfnisse zu legen. Entsprechende Anpassungen an die individuellen Anforderungen können um ihre Lebensqualität verbessern und die potenzielle Gefahr einer Mangelernährung reduzieren.

4.1 Das Risiko der Mangelernährung

Die Kombination der in Kapitel 3 beschriebenen Veränderungen im Ess- und Trinkverhalten erschwert es dementen Personen, eine ausgewogene und nahrhafte Ernährung aufrechtzuerhalten. Aufgrund der defizitären Zufuhr an Makro- und Mikronährstoffen besteht das Risiko einer Mangelernährung. Das rastlose „Umherwandern" erfordert zusätzliche Energie und oft wird auch das Trinken vergessen, was besonders in den Sommermonaten entscheidend ist. Die zunehmenden zwischenmenschlichen und damit einhergehenden psychischen Herausforderungen wirken sich negativ auf den Appetit betroffener Personen aus. Scham- oder Minderwertigkeitsgefühle durch verlorengegangene Fähigkeiten (s. Kap. 3) führen zusätzlich zu psychischen Problemen, was die Nahrungsaufnahme weiter reduziert. Zusätzlich nimmt aufgrund des Alters und der Einnahme von Medikamenten die Bioverfügbarkeit der Nährstoffe ab. Schlussendlich ergibt sich hieraus eine Abwärtsspirale der Nährstoffzufuhr, die die Bedeutsamkeit einer ausreichenden Ernährungsversorgung umso wichtiger macht (Sieber, Kolb & Volkert 2018, S. 1 ff.)

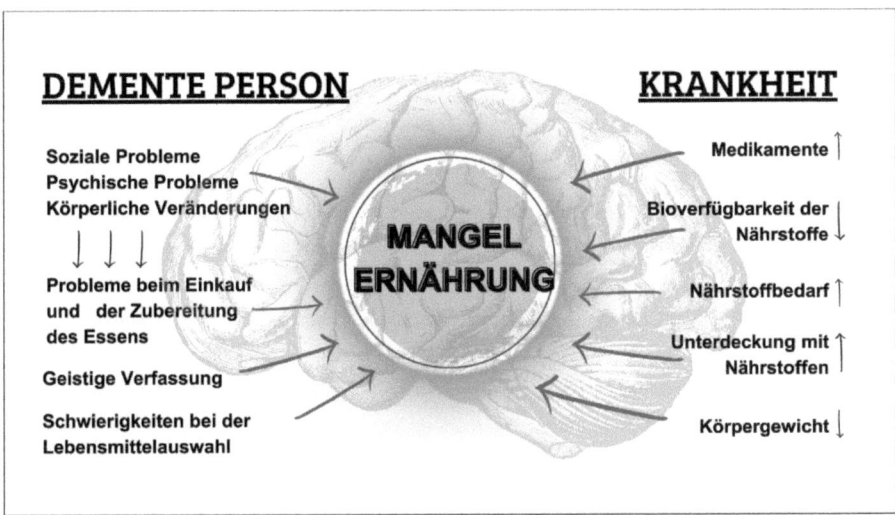

DEMENTE PERSON

Soziale Probleme
Psychische Probleme
Körperliche Veränderungen

↓ ↓ ↓

Probleme beim Einkauf
und der Zubereitung
des Essens

Geistige Verfassung

Schwierigkeiten bei der
Lebensmittelauswahl

MANGEL
ERNÄHRUNG

KRANKHEIT

Medikamente ↑

Bioverfügbarkeit der
Nährstoffe ↓

Nährstoffbedarf ↑

Unterdeckung mit ↑
Nährstoffen

Körpergewicht ↓

Abbildung 2: Einflüsse auf eine Mangelernährung; Quelle: In Anlehnung an Sieber, Kolb & Volkert 2018, S. 3

4.2 Die optimale Mahlzeitengestaltung

Wie sieht nun – unter den o. g. Voraussetzungen in Kap. 3 – eine optimale Mahlzeitengestaltung aus? Zu beachten sind hier ganz besonders die Aspekte der ausreichenden Nährstoffversorgung bei gleichzeitiger Berücksichtigung der optimalen Gestaltung von Mahlzeiten. Zusätzlich sollte Rücksicht auf die Bedürfnisse der MmD genommen werden. Die Situationen zu Tisch können hierbei enorm von den regulären Tischsitten abweichen.

Die wohl größte Herausforderung hierbei ist es hierbei, zum einen ein wachsames Auge auf die Nährstoffzufuhr zu behalten und zum anderen auf die Interaktion mit den MmD einzugehen. Dementsprechend lautet das Ziel, ihre Persönlichkeit zu bewahren oder wieder aufzubauen. Personenzentrierte Pflege stärkt deren Autonomie. Im Mittelpunkt stehen hierbei der einfühlsame, zwischenmenschliche Dialog und das soziale Miteinander in Verbindung mit einer individuellen Betreuungs- und Pflegekultur (Kitwood 2019, S. 277).

Die Veränderungen des Persönlichkeitswesens und der Wahrnehmung bei MmD erfordern besondere Berücksichtigung in vielen Bereichen, darunter die Rastlosigkeit oder Unruhe zu Tisch, Konzentrationsschwierigkeiten oder auch die Wahrnehmung der Speisen.

Ein Großteil der Betroffenen bevorzugt aufgrund der *veränderten Geschmackswahrnehmung* süße Speisen. Versorgt man sie jedoch mit herkömmlichen Süßigkeiten wie Kuchen, Keksen oder Schokolade, ist durch den hohen Fett- und Zuckeranteil und der Minderversorgung mit Vitaminen, Spurenelementen und Mineralien keine vernünftige Nährstoffversorgung zu gewährleisten. Um demente Personen dennoch adäquat zu versorgen, können herzhafte

Mahlzeiten wie Eintöpfe oder Fleischgerichte gesüßt werden (Volkert 2015, S. 124; Sieber, Kolb & Volkert 2018, S. 5;). Ein Käsebrot kann durchaus auch einmal mit Marmelade gereicht werden.

Stehen MmD aufgrund eines *erhöhten Bewegungsdrang* während der Mahlzeiten auf, ist es ratsam sie gehen zu lassen (Volkert 2015, S. 121). Zur Unterstützung einer ausreichenden Versorgung haben sich hier Stationen mit Fingerfood und Getränken entlang der gewohnten Routen und in den Umkehrbereichen als hilfreich herausgestellt. Das sogenannte „Food to go" oder auch „Eat by walking" wäre in diesen Situationen eine gezielte Alternative (Barmer-Pflegecoach.de 2024). Bevorzugt werden sollten an diesen Essstationen solche Snacks, bei denen MmD gerne zugreifen (DGE.de 2024a, S. 10 ff.; Sieber, Kolb & Volkert 2018, S. 1 ff.). Der erhöhte Bewegungsdrang erfordert Energie, die sich durchaus mit einem vermehrten Bedarf von 3.000 kcal bis 4.000 kcal bemerkbar machen kann (DGE.de 2024a, S. 10). Angereicherte Kost mit erhöhtem Energiegehalt gewährleisten hierbei die Erhaltung des Gewichtes und stellt eine sinnvolle Option dar. Als hochkalorische Nahrung können beispielsweise Sahne, Butter, Pflanzenöle, Nüsse oder Eier dienen. Ratsam wären mehrere kleine Portionen über den Tag verteilt (DGE.de 2024a, S. 13).

Zur Sicherstellung einer angemessenen Flüssigkeitszufuhr, empfiehlt sich die ständige Verfügbarkeit von Getränken in greifbarer Nähe. Im Falle von fortgeschrittenen *Schluckbeschwerden* haben sich spezielle Dysphagie-Becher bewährt (Sieber, Kolb & Volkert, 2018, S. 6).

Zusätzlich sollten negativer Einflüsse jeder Art vermieden werden, da sie sich auf den Appetit auswirken können. Primäres Ziel ist die ausreichende Versorgung der Pflegeperson. Hierzu gehört vor allen Dingen ein *wohltuendes Setting*. Dazu kann ein Essbereich in direkter Angrenzung zur Küche gehören. Kochgeräusche und die Wahrnehmung von Gerüchen oder Aromen aus der Küche wirken sich förderlich auf den Appetit und somit auf die Nahrungsaufnahme aus, denn sie stimulieren die Sinne. Weiter fortgeführt werden kann diese Stimulation am Essensplatz in einem kleinen, gut beleuchteten Raum in familiären Ambiente. Um *Orientierung* zu geben, sollten Essensräume dementsprechend zu erkennen sein. Eine ansprechende Dekoration mit schönen Tischdecken, Besteck oder Geschirr mit starken Kontrastfarben (rot, blau), aber auch beruhigende Musik helfen dabei sehr (Mir et al. 2019, S. 145). Modifiziertes Besteck wie z. B. ein „Göffel", der an einem Ende eine Gabel und am anderen Ende einen Löffel hat, kann ein hilfreiches Utensil darstellen, wenn das Besteck verkehrt herum gegriffen wird. Durch diese Nutzung können MmD ihre *Eigenständigkeit* wahren (Martin 2021, S. 94). Sollte der Umgang mit dem Besteck jedoch nicht mehr gewährleistet sein, kann die Erhaltung der Selbständigkeit durch die Vorbereitung des Essens als Fingerfood unterstützt werden. Auch das Selbstwertgefühl und die Motivation zum Essen werden hierdurch gefördert (DGE.de 2024a, S. 15, 27).

Zusätzlich schafft ein *gemeinsames Einnehmen der Mahlzeit* Verbindung zwischen Leib und Seele. Ein Austausch beim Essen mit Angehörigen oder einer Pflegeperson sind sehr wertvoll. Bekannte Stimmen, die zum Essen ermuntern wirken ausgleichend und fördern die Nahrungsaufnahme als auch die *Konzentration* beim Essen. Laute Hintergrundgeräusche lenken eher ab und sollten daher so gut es geht abgestellt werden, um den Fokus auf dem Essen zu erhalten. (Martin 2021, S. 92 u. 212 ff.; Mir et al. 2019, S. 145; Volkert S. 121). Dennoch kommt es vor, dass die *Mahlzeit verweigert* wird. In solchen Momenten ist es unangemessen, auf Zwang beim Essen zurückzugreifen. Sanftes Berührungen des Arms oder das Streicheln des Handrückens können als aktive Interventionen dienen und die Aufmerksamkeit auf die Mahlzeit lenken. Mitunter trägt auch das Summen einer Melodie zur Verbesserung des Mahlzeitenverhaltens bei. Alternativ ist es manchmal hilfreich, das Gericht einfach abzuräumen und nach kurzer Zeit erneut zu präsentieren (Martin 2021, S. 235). Es ist von Bedeutung, in diesem Zusammenhang Geduld zu haben und eine ruhige Atmosphäre zu schaffen. Aktives Drängen, Aufzwingen oder das Täuschen der dementen Person erweisen sich in solchen Situationen eher als kontraproduktiv (Heidler 2010, S. 52). Grundsätzlich ist es üblich, dass eine einzelne Mahlzeit bis zu 40 Minuten in Anspruch nehmen kann (Sieber, Kolb & Volkert 2018, S. 5).

5 Fazit

Die vorliegende Arbeit bot ab einen umfassenden Einblick in die Fragestellung der Ernährungsversorgung bei Demenz, indem sie unter verschiedenen Blickwinkeln betrachtet wurde.

Angesichts der wachsenden Anzahl von Demenzerkrankungen ist es von großer Bedeutung, sich mit den Herausforderungen auseinanderzusetzen. Diese Hausarbeit liefert einen umfangreichen Überblick zu den Veränderungen des Ess- und Trinkverhaltens bei Demenz, identifiziert potenzielle Auslöser und diskutiert Strategien zur Optimierung der Ernährungssituation und der Lebensqualität bei Menschen mit Demenz.

Die Klärung des Begriffs „Demenz" sowie ihre Einteilung in unterschiedliche Schweregrade bilden die Basis für das Verständnis der Krankheit. Die folgende detaillierte Analyse bringt im Anschluss ihre facettenreichen Komponenten zum Ausdruck. Beginnend bei den veränderten sensorischen Wahrnehmungen, den motorischen Defiziten und den Identifikationsprobleme während des Essens werden die Widrigkeiten für die Betroffenen gleichermaßen wie für ihre Pflegepersonen aufgezeigt.

Darüber hinaus werden die zusätzlichen Herausforderungen, wie beispielsweise Ängste und Phobien beim Essen, motorische Defizite und der vermehrte Bewegungsdrang dargelegt, denn sie haben nicht nur Einfluss auf das Essverhalten, sondern können ebenso die Gesundheit und das Wohlbefinden der Betroffenen beeinträchtigen.

Weiterhin unterstreicht die vorliegende Arbeit den Wert einer individuell angepassten Betreuung und Pflege für Menschen mit Demenz, insbesondere in Hinsicht auf ihre persönlichen Ernährungsbedürfnisse. Diskutiert werden zudem unterschiedliche Strategien hinsichtlich der Gestaltungsmöglichkeiten während der Mahlzeiten, wobei der Fokus auf der Bewahrung. der Persönlichkeit und der Autonomie gelegt wird. Vorgestellt werden hierfür verschiedene Ansätze zur Verbesserung der Ernährungssituation, angefangen bei der Bereitstellung nährstoffreicher Mahlzeiten bis hin zur Herstellung eines angenehmen Essumfelds.

Insgesamt werden durch diese Arbeit wichtige Einblicke rund um das komplexe Thema des Ess- und Trinkverhaltens bei Demenz bereitgestellt. Sie unterstreicht die Notwendigkeit der individuellen sowie einfühlsamen Betreuung für die Betroffenen. Durch die Umsetzung geeigneter Strategien kann die Lebensqualität von Menschen mit Demenz entscheidend verbessert werden.

Zusammenfassend lässt sich sagen, dass die vorliegende Arbeit nur allgemeine Empfehlungen und Strategien aufzeigen kann. Jedoch stellt sie eine wertvolle Ausgangsbasis für die Angehörigen dar, um eine individuellen Pflegestrategie für Menschen mit Demenz zu entwickeln.

IV.   Literaturverzeichnis

Barmer-Pflegechoach.de (2024). Essen und Trinken mit Demenz. Bewegungsdrang aktiv nutzen. URL: https://barmer-pflegecoach.de/themen/demenz-ernaehrung/entspannt-essen-trinken/kapitel-07-bewegungsdrang-nutzen/

D'Arrigo, F. (2011): Sinneswelten für Menschen mit Demenz in der stationären Altenhilfe – Eine Lokalstudie. [Dissertation, Universität Siegen]. Fakultät II. Bildung-Architektur-Künste. Department Erziehungswissenschaft-Psychologie. Universität Siegen. URL: https://dspace.ub.uni-siegen.de/bitstream/ubsi/602/1/d_arrigo.pdf

Demenzhilfe.at (2024). Stolperfallen. URL: https://www.demenz-hilfe.at/fuer-angehoerige/praktische-tipps/sichern-sie-ihre-wohnumgebung/stolperfallen/

DGE.de (2024a). DGE-Praxiswissen. *Essen und Trinken bei Demenz.* URL: https://www.fitimalter-dge.de/fileadmin/user_upload/medien/Essen_und_Trinken_bei_Demenz.pdf

DGE.de (2024b). DGE-Referenzwertetool. URL: https://www.dge.de/wissenschaft/referenzwerte/

Kitwood, T. (2019). Demenz. Der person-zentrierte Ansatz im Umgang mit verwirrten Menschen. 8., ergänzte Auflage. Hogrefe Verlag. Bern

Martin, L. (2021). Essen, Trinken und Demenz. Praxishandbuch für demenzfreundliche Ernährung und Mahlzeitengestaltung bei Menschen mit Demenz. Hogrefe Verlag, Bern

Mir, E. et al. (2019): *Settings der Gesundheitsförderung und Prävention von Menschen mit Demenz.* In: Gebhard, D., Mir, E. (2019) [Hrsg.]: *Gesundheitsförderung und Prävention für Menschen mit Demenz – Grundlagen und Interventionen.* Springer-Verlag GmbH Deutschland, Berlin. S. 35-53

Online-wohn-beratung.de (2024). Ratgeber "Tipps für demenziell erkrankte Menschen: Badezimmer". URL: https://www.online-wohn-beratung.de/hilfsmittel-fuer-die-haeusliche-pflege/hilfsmittel-finden/koerperpflege/tipps-fuer-demenziell-erkrankte-zum-badezimmer/

Randerath, J. & Hermsdörfer, J. (2023). Apraxie. Neuroreha; Jahrgang 15. Ausgabe 1. S. 29–35. Georg Thieme Verlag Stuttgart. DOI: 10.1055/a-2000-9164

Schuster, R. (2018). Ernährungsauffälligkeiten und Dysphagie bei Demenz. In N. Lauer & D. Schrey-Dern (Hrsg.), *Sprache und Ernährung bei Demenz. Klinik, Diagnostik und Therapie* (S. 141 – 173). Georg Thieme Verlag Stuttgart • New York

Sieber, G. (2015). Besonderheiten der Ernährung bei Demenz. In D. Volkert (Hrsg.) Praxiswissen Gerontologie und Geriatrie kompakt. Band 4. Ernährung im Alter (S. 111 – 124). De Gruyter Verlag

Sieber, G., Kolb, C. & Volkert, D. (2018). Ernährung bei Demenz. URL: https://www.bzfe.de/fileadmin/resources/import/pdf/eifonline_ernaehrung_bei_demenz.pdf

Schuster, C. (2024). Ich will nach Hause – Unruhe und Bewegungsdrang bei Demenz. Alzheimer Gesellschaft Baden-Württemberg e. V.. Selbsthilfe Demenz. URL: https://www.alzheimer-bw.de/fileadmin/AGBW_Medien/AGBW-Dokumente/Projekte_Kooperationen/Ich_will_nach_Hause/Artikel_Ich_will_nach_Hause_Unruhe_und_Bewegungsdrang_bei_Demenz_01.pdf

Sonntag, K. & von Reibnitz, Dr. C. (2014): Versorgungskonzepte für Menschen mit Demenz. Springer-Verlag, Berlin Heidelberg.

Stoffers, T. (2016): Demenz erleben – Innen- und Außensichten einer vielschichtigen Erkrankung. Springer Fachmedien, Wiesbaden

Volkert, D. (2015). Ernährungsversorgung. In D. Volkert (Hrsg.) Praxiswissen Gerontologie und Geriatrie kompakt. Band 4. Ernährung im Alter (S. 111 – 124). De Gruyter Verlag

Von Arnim & Ludolph (2018). Neurologische Erkrankungen. In H. K. Biesalski, S. C. Bischoff, M. Pirlich & A. Weimann (Hrsg.), Ernährungsmedizin. Nach dem Curriculum Ernährungsmedizin der Bundesärztekammer (S. 944 – 958). Georg Thieme Verlag Stuttgart – New York.

WHO.int (2023). Dementia. Key facts. https://www.who.int/news-room/fact-sheets/detail/dementia

V. Verzeichnis der Anhänge

VI.   Anhänge und Materialien

Anhang I: Nährstoff-Referenzwerte der DGE.de für Menschen ≥ 65 Jahre

Nährstoff	Menge Männer / d	Menge Frauen / d
Proteine	1,0 g / kg / KG	1,0 g / kg / KG
Fett	30 En%	
davon ω-3-FS	2,5 En%	
davon ω-6-FS	0,5 En%	
Ballaststoffe	≥ 30	
Vitamine		
Vitamin A[1]	800 µg	700 µg
Vitamin D[2]	20 µg	
Vitamin E[3]	12 mg-Äquivalent	
Vitamin K	80 µg	65 µg
Vitamin B_1 (Thiamin)	1,1 mg	1,0 mg
Vitamin B_2 (Riboflavin)	1,3 mg	1,0 mg
Vitamin B_3 (Niacin)[4]	14 mg-Äquivalente	11 mg-Äquivalente
Vitamin B_5 (Pantothensäure)	5 mg	
Vitamin B_6	1,6 mg	1,4 mg
Vitamin B_7 (Biotin)	40 µg	
Vitamin B_9 (Folat)	300 mg-Äquivalente	
Vitamin B_{12} (Cobalamine)	4,0 µg	
Vitamin C	110 mg	95 mg
Mengenelemente		
Natrium	1.500 mg	
Chlorid	2.300 mg	
Kalium	4.000 mg	
Calcium	1.000 mg	
Phosphor	550 mg	
Magnesium	350 mg	300mg
Spurenelemente		
Eisen	11 mg	14 mg
Jod	180 µg	
Fluorid	3,5 mg	3,0 mg
Zink[5]	14 mg	8 mg
Selen	70 µg	60 µg
Kupfer	1,0–1,5 mg	
Mangan	2,0–5,0 mg	
Chrom	30 – 100 µg	
Molybdän	50–100 µg	

Tabelle 1: Referenzwerte für Menschen ≥ 65 Jahre (DGE.de 2024b)

---

[1] 1 µg RAE (Retinolaktivitätsäquivalent) = 1 µg Retinol
[2] 1 µg = 40 Internationale Einheiten (IE); 1 IE = 0,025 µg
[3] 1 mg RRR-α-Tocopherol-Äquivalent = 1 mg RRR-α-Tocopherol = 1,49 IE; 1 IE = 0,67 mg
       RRR-α-Tocopherol = 1 mg all-rac-α-Tocopherylacetat
[4] 1 mg Niacin-Äquivalente = 1 mg Niacin = 60 mg Tryptophan
[5] bei mittlerer Phytatzufuhr

Anhang II: Beispiel: Mini_Mental-State_Assesment

 Mini-Mental-Status-Test (MMST)

Name/Vorname des Probanden:		Beruf (evtl. vor Rente):	
Geburtsdatum des Probanden:		Datum des Tests:	

Eine ausführliche Anleitung zur Durchführung des DemTect-Tests finden Sie unter dem Link: geo.gl/8vu9bU oder unter: **www.pflege.de/leben-im-alter/krankheiten/demenz/test/mmst/**

1. Aufgabe: Orientierung

Hinweis:
Ab der sechsten Frage geht es darum, dass der aktuelle Aufenthaltsort genannt wird. Es geht konkret darum, ob die Person weiß, wo sie sich gerade befindet.

Nr.	Frage	Erreichte Punkte	
1	Weiches Datum ist heute?		/ 1
2	Welche Jahreszeit haben wir gerade?		/ 1
3	Welches Jahr haben wir?		/ 1
4	Welcher Wochentag ist heute?		/ 1
5	Welcher Monat ist gerade?		/ 1
6	In welchem Bundesland befinden wir uns?		/ 1
7	In welchem Landkreis/welcher Stadt befinden wir uns?		/ 1
8	In welcher Stadt/in welchem Stadtteil befinden wir uns?		/ 1
9	In welchem Krankenhaus/welcher Pflegeeinrichtung sind wir?		/ 1
10	In welcher Station/welchem Stockwerk/Wohnbereich/welcher Etage sind wir?		/ 1

2. Aufgabe: Merkfähigkeit

Hinweis:

Vorab wird die Person gefragt, ob sie mit einem kleinen Gedächtnistest einverstanden ist. Dann soll sie sich drei Begriffe merken, die langsam und deutlich genannt werden, im Anschluss soll die Person die drei Begriffe wiederholen. Dafür gibt es maximal sechs Versuche. Konnte sich die Person die drei Begriffe nicht merken, kann der Gedächtnistest nicht durchgeführt werden.

Nr.	Begriffe	Punkte
11	Apfel	/ 1
12	Cent	/ 1
13	Tisch	/ 1
	Anzahl der Versuche:	

3. Aufgabe: Aufmerksamkeit und Rechenfertigkeit

Hinweis:

Die betroffene Person wird aufgefordert, von 100 jeweils fünfmal 7 zu subtrahieren (abzuziehen). Jeder einzelne Rechenschritt wird einzeln gewertet.

Alternativ kann sie auch das Wort „STUHL" rückwärts buchstabieren. Die Punktzahl ergibt sich dann aus der Anzahl der Buchstaben, die in der richtigen Reihenfolge genannt wurden.

Nr.	Antworten	Punkte
14	93	/ 1
15	86	/ 1
16	79	/ 1
17	72	/ 1
18	65	/ 1
	Alternativ: Das Wort STUHL rückwärts buchstabieren lassen. Für jeden korrekten Buchstaben gibt es einen Punkt.	/ 5

Mini-Mental-Status-Test (MMST)

4. Aufgabe: Erinnerungsfähigkeit

Hinweis:

Die Person soll nun jene drei Begriffe nennen, die er sich bei der Aufgabe 2 „Merkfähigkeit" (s.o.) merken sollte.

Nr.	Begriffe	Punkte
19	Apfel	/ 1
20	Cent	/ 1
21	Tisch	/ 1

5. Aufgabe: Sprache

Hinweis:

Der Person werden Gegenstände (Uhr und Bleistift) gezeigt – diese muss sie richtig benennen.

Nr.	Frage	Erreichte Punkte
22	**Was ist das?** Armbanduhr benennen	/ 1
23	**Was ist das?** Bleistift/Kugelschreiber benennen	/ 1
24	**Nachsprechen des Satzes „Kein wenn und oder aber" (maximal drei Wiederholungen).** Die Person muss genau diesen Satz wiederholen und hat dafür nur einen Versuch. Wenn sie die Redewendung „Kein Wenn und Aber" benutzt, ist dies falsch.	/ 1
25 -27	**Kommandos befolgen:** Die Person erhält ein Blatt Papier und dazu drei Kommandos, die nur einmal wiederholt werden. Es gibt einen Punkt für jedes Kommando, das korrekt befolgt wird.	
25	**„Nehmen Sie bitte das Blatt Papier."**	/ 1
26	**„Falten Sie es bitte in der Mitte."**	/ 1
27	**„Lassen Sie es auf den Boden fallen."**	/ 1
28	**Schriftliche Anweisungen befolgen:** Schreiben Sie auf ein Blatt Papier die Anweisung „AUGEN ZU" und prüfen Sie, ob der Proband darauf reagiert und die Augen schließt. Die Buchstaben müssen so groß sein, dass sie auch bei eingeschränktem Sehvermögen noch gut lesbar sind. 1 Punkt wird dann vergeben, wenn die schriftliche Anweisung auch wirklich befolgt wird.	/ 1

Mini-Mental-Status-Test (MMST)

Nr.	Frage	Erreichte Punkte
29	**Mündliche Anweisung „Schreiben Sie bitte irgendeinen Satz!"** Es wird kein Satz diktiert, der Klient muss spontan irgendeinen vollständigen Satz (Subjekt, Prädikat enthalten) schreiben. Grammatik oder Interpunktion sind nicht wichtig.	/ 1
30	**Fünfecke nachzeichnen** Auf einem Blatt Papier sind zwei sich überschneidende Fünfecke dargestellt. Der Klient soll diese so exakt wie möglich nachzeichnen. Alle 10 Ecken und auch jene 2, die sich überschneiden, müssen wiedergegeben werden. 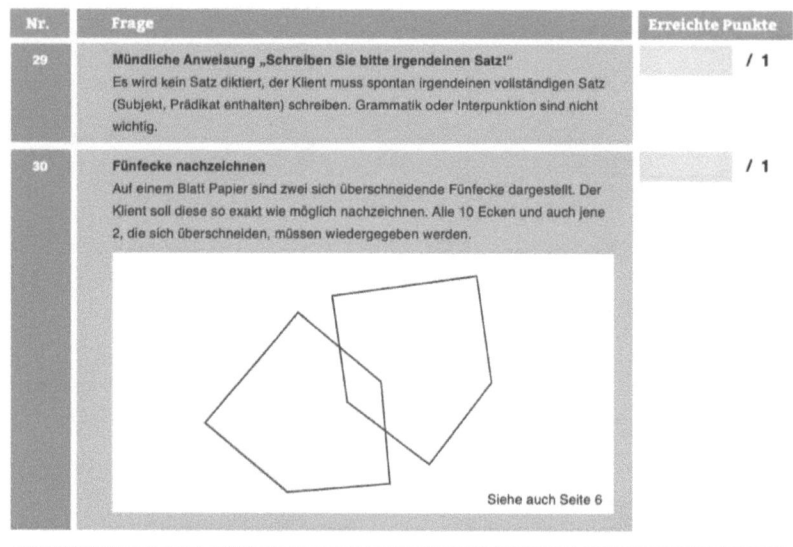 Siehe auch Seite 6	/ 1

Mini-Mental-Test-Auswertung

Vor dem Gesamtergebnis beim DemTect-Test werden die erreichten Punkte der Einzelaufgaben addiert und anhand einer Umrechnungstabelle gewichtet.

Aufgabe	Einzelergebnis
1. Orientierung	
2. Merkfähigkeit	
3. Aufmerksamkeit und Rechenfertigkeit	
4. Erinnerungsfähigkeit	
5. Sprache	
Gesamtpunktzahl aus allen 5 Aufgaben	

Ergebnis

Gesamtpunktzahl	Ergebnis
30 bis 28 Punkte:	keine Demenz
27 bis 25 Punkte:	leichte kognitive Beeinträchtigung
24 bis 18 Punkte:	leichte Demenz
17 bis 10 Punkte:	mittelschwere Demenz
Weniger als 9 Punkte:	schwere Demenz

pflege.de weist ausdrücklich darauf hin, dass der Mini-Mental-Status-Test keine ausführliche psychologische und ärztliche Untersuchung ersetzen kann. Er soll einer ersten Diagnose einer möglichen Demenz dienen – nicht mehr, aber auch nicht weniger.

Anlage zu Frage 30

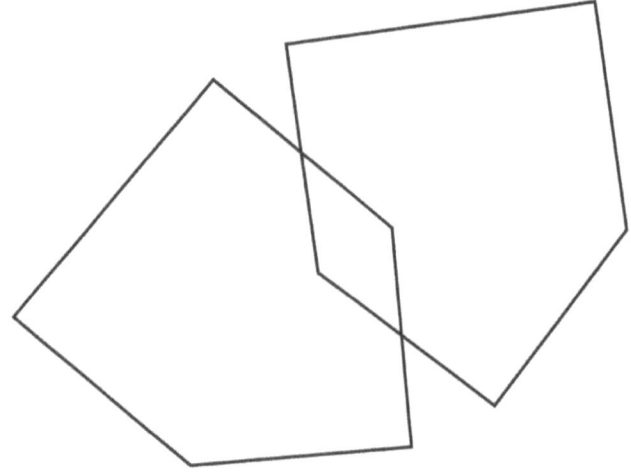